Sistema circulatorio

CLARKE STEVE

Tabla de contenido

Corazón y vasos sanguíneos

Anatomía del corazón:

Estudiar la anatomía del corazón le enseñará sobre sus cámaras, válvulas y el ciclo cardíaco.

Las cámaras del corazón, las válvulas y el ciclo cardíaco se pueden entender mejor si los examinamos en detalle:

- La estructura del corazón:

Es en la región superior izquierda del pecho donde se encuentra el órgano muscular conocido como corazón. Cuando está plegado, su tamaño se asemeja al de un puño humano. El corazón se compone de tres cámaras separadas y una estructura de tres capas.

El corazón está encerrado en un saco de doble capa llamado pericardio. El pericardio fibroso es la capa exterior protectora y estabilizadora del corazón. A medida que el corazón se contrae y relaja, las capas parietales y viscerales del pericardio seroso lubrican el corazón y los tejidos circundantes, reduciendo la fricción.

- Mecanismos alternativos:

En anatomía cardíaca, las dos cámaras superiores conocidas como "aurículas" se denominan aurículas. A través de la vena cava superior e inferior, la sangre desoxigenada recircula de regreso al cuerpo y finalmente termina en la aurícula derecha. La aurícula izquierda recibe sangre oxigenada a través de las venas pulmonares, que se originan en los pulmones.

Cerca de la base del corazón hay otras dos cámaras más pequeñas o ventrículos. La arteria pulmonar transporta sangre desoxigenada desde el ventrículo derecho a los pulmones, mientras que la aorta transporta sangre oxigenada desde el ventrículo izquierdo al cuerpo.

- Sangre circulante:

Las válvulas auriculoventriculares (AV) impiden que la sangre recircule entre la aurícula y el ventrículo. Están ubicados entre las dos cámaras. De un lado del corazón está la válvula tricúspide y del otro lado está la válvula mitral.

El corazón tiene válvulas semilunares que impiden que la sangre vuelva a entrar a los ventrículos después de que se hayan contraído. De un lado del corazón está la válvula aórtica, mientras que del otro lado está la válvula pulmonar.

- Amo lo que hago:

El continuo bombeo de sangre del corazón por todo el cuerpo transporta oxígeno, nutrientes y productos de desecho a las células. Para hacer esto, utilizamos los siguientes métodos:

Lo que llamamos ciclo cardíaco consta de todas las acciones que ocurren durante el propio latido del corazón. La sístole es la fase de contracción de las contracciones del corazón y la diástole es la fase de relajación. En la sístole, los ventrículos se contraen y bombean sangre hacia la arteria pulmonar y la aorta. La diástole es un momento de relajación y flujo sanguíneo desde la aurícula a los ventrículos.

La sangre desoxigenada sale del cuerpo a través de la válvula tricúspide y ingresa al ventrículo derecho en el sistema cardiovascular. El ventrículo derecho se contrae para enviar sangre a los pulmones a través de la arteria y la válvula pulmonar. Después de pasar por las venas pulmonares, la sangre oxigenada regresa a la aurícula izquierda del corazón. Después de eso, la válvula bicúspide (mitral) permite que la sangre ingrese al ventrículo izquierdo. Durante las contracciones, el ventrículo izquierdo empuja sangre oxigenada a través de la válvula aórtica hacia la aorta.

Comprender la anatomía y función del corazón, así como el ciclo cardíaco, es crucial para comprender el papel del sistema circulatorio en el suministro de oxígeno y nutrientes al cuerpo.

La circulación sanguínea:

El estudio de la circulación sanguínea, incluidas las funciones de las venas, arterias y capilares.

Hay muchos tipos diferentes de vasos sanguíneos en el sistema circulatorio del cuerpo, cada uno de los cuales cumple un propósito vital. Los tres tipos principales de vasos sanguíneos son los capilares, las venas y las arterias.

Arteria:

una red de arterias distribuye sangre oxigenada desde el corazón a todas las partes del cuerpo. Una serie de características lo distinguen:

Las gruesas paredes de las arterias, que están hechas de músculo liso y fibras elásticas, permiten que la sangre fluya fácilmente a través de ellas. Son capaces de resistir la inmensa fuerza generada por los latidos del corazón debido a estas barreras.

Debido a que su corazón se contrae y expande a intervalos regulares en respuesta a los latidos del corazón, es posible que sienta el pulso en muchas arterias, incluida la arteria radial de la muñeca.

Incluso cuando el corazón está en reposo, el flujo sanguíneo permanece constante porque las arterias son muy flexibles.

Venas:

La función de las venas es transportar sangre desoxigenada de regreso al corazón. Las características que lo distinguen son:

Las paredes venosas son más delgadas y menos musculares porque la presión arterial venosa es menor que la presión arterial.

Para evitar que la sangre fluya en la dirección opuesta, muchas venas, especialmente las que están cerca de las piernas, tienen válvulas unidireccionales. A pesar de la fuerza de gravedad, la sangre aún puede regresar al corazón gracias a estas válvulas.

Las venas del cuerpo almacenan una gran cantidad de sangre para su uso posterior. Pilares *C* :

Los capilares de su cuerpo son los vasos sanguíneos más pequeños y delicados. Son vitales porque transportan oxígeno, nutrientes y productos de desecho desde la sangre a las partes del cuerpo que los requieren.

Los glóbulos rojos sólo pueden pasar a través de un conjunto de capilares extremadamente pequeños a la vez.

Los capilares son los principales conductos a través de los cuales las células del cuerpo reciben oxígeno y nutrientes de la sangre y a través de los cuales se expulsan los productos de desecho, como el dióxido de carbono.

La vasta red de capilares del cuerpo asegura que casi todas las células estén muy cerca unas de otras.

- Piezas de juego relacionadas con el flujo:

Una breve descripción de las funciones que desempeñan estas venas y arterias en la circulación sanguínea es la siguiente:

El corazón bombea sangre rica en oxígeno a cada célula, tejido y órgano del cuerpo a través de las arterias. La arteria más grande del cuerpo, la aorta, se ramifica en numerosas arterias más pequeñas que distribuyen la sangre a diferentes regiones. La sangre desoxigenada se recircula por las venas y el corazón para oxigenarla (circulación pulmonar) o distribuirla por todo el cuerpo (circulación sistémica). Las venas también sirven para contener la sangre. Los capilares unen los vasos sanguíneos con los tejidos, permitiendo el transporte de nutrientes, oxígeno y materiales de desecho. Tanto el suministro de oxígeno y nutrientes a las células como la eliminación de productos de desecho y dióxido de carbono son procesos interdependientes.

Para comprender completamente la función del sistema circulatorio, hay que ser consciente de cómo estas venas transportan oxígeno y nutrientes a las células mientras eliminan los desechos.

Partes de la sangre:

Identificar plaquetas, plasma, diferentes tipos de células sanguíneas y otros fluidos.

Existen numerosas funciones vitales realizadas por el complejo fluido del cuerpo, la sangre. Sus cuatro componentes principales son plasma, glóbulos blancos, glóbulos rojos y plaquetas.

Glóbulos rojos (RBC):

Los glóbulos rojos, o eritrocitos, constituyen la mayor parte de una muestra de sangre. Además de su función principal de transportar oxígeno por todo el cuerpo, el corazón también transporta dióxido de carbono fuera de los tejidos a los que sirve para que los pulmones puedan exhalarlo. Aquí hay algunas cosas que se destacan sobre los glóbulos rojos:

Los glóbulos rojos incluyen la proteína hemoglobina, que transporta oxígeno desde los pulmones a los tejidos que lo requieren.

La forma bicóncava característica de los glóbulos rojos (RBC) les permite pasar a través de capilares estrechos mientras exponen una gran superficie para el intercambio de gases.

Hay más espacio para la hemoglobina en los glóbulos rojos maduros ya que no incluyen núcleo.

Glóbulos blancos (WBC):

Los glóbulos blancos, o leucocitos, desempeñan un papel

crucial en la inmunidad. En la lucha contra enfermedades y criaturas extraterrestres, son útiles. Los neutrófilos, linfocitos, monocitos, eosinófilos y basófilos son algunos de los muchos tipos de glóbulos blancos (WBC) que realizan funciones específicas.

Las "células fagocíticas" son un tipo de neutrófilos que pueden absorber y destruir microbios dañinos.

Las funciones importantes de los linfocitos en la inmunidad adaptativa son la producción de anticuerpos por parte de las células B y la coordinación de las respuestas inmunitarias por parte de las células T. Los macrófagos son la versión madura de los monocitos que se encargan de fagocitar y digerir las células muertas y los organismos invasores. Los glóbulos blancos conocidos como eosinófilos desempeñan un papel en la defensa del cuerpo contra parásitos y reacciones alérgicas.

Los basófilos secretan histamina y otras sustancias químicas durante las respuestas alérgicas.

Platos en la sangre:

Las plaquetas son básicamente trozos de células, aunque se les conoce como trombocitos. Crítico para la coagulación de la sangre y la cicatrización de heridas. Los componentes de la coagulación sanguínea son secretados por las plaquetas cuando se adhieren al lugar de una lesión en la arteria sanguínea. Esto bloquea el flujo sanguíneo.

Líquido:

El plasma, la parte líquida de la sangre, constituye aproximadamente el 55% del volumen total. La sangre proporciona oxígeno y nutrientes a todos los órganos y tejidos del cuerpo. Es un líquido fino y de color pajizo. Los siguientes son componentes esenciales del plasma:

El componente más abundante del plasma es el agua, que representa más del 90% de su volumen.

Las proteínas incluyen cosas como la albúmina (que ayuda a mantener una presión osmótica constante), las globulinas (que participan en la inmunidad) y el fibrinógeno (que ayuda a la coagulación de la sangre). Algunos ejemplos de electrolitos son las sales (sodio, potasio, calcio, cloruro de calcio). Tres nutrientes son absolutamente necesarios: azúcar, proteínas y grasas. Tres productos de desecho incluyen la bilirrubina, la creatina y la orina. Las hormonas transportadas llegan a los órganos previstos. Los gases incluyen dióxido de carbono y oxígeno. Conocer los componentes de la sangre es esencial debido a las funciones vitales que realizan las células sanguíneas y el plasma, incluido el suministro de oxígeno, la protección inmune, la coagulación y la transferencia de nutrientes y productos de desecho por todo el cuerpo. Diagnosticar y tratar a los pacientes también es crucial.

Circulación pulmonar y sistémica:

¿Cuál es el proceso para llevar sangre a los pulmones desde otras partes del cuerpo del usuario? Proporcionar una descripción de la circulación pulmonar y sistémica.

Para transportar oxígeno, nutrientes y productos de desecho por todo el cuerpo, la sangre fluye constantemente en un proceso llamado **circulación** . Tanto el sistema de circulación sistémico como el pulmonar son partes importantes. Al observar las dos arterias principales y sus funciones, podemos ver cómo viaja la sangre a través de ellas:

A excepción de los pulmones, cada órgano del cuerpo tiene sus propias venas y capilares que transportan la sangre por todo el cuerpo. Este sistema se llama circulación sistémica. Transporta sangre rica en oxígeno a áreas que la necesitan y recolecta sangre deficiente en oxígeno para que pueda ser reemplazada. El sistema circulatorio funciona de la siguiente manera: el ventrículo izquierdo del corazón bombea sangre oxigenada al resto del cuerpo a través de la aorta, la arteria principal. La aorta se ramifica en numerosas arterias más pequeñas que suministran sangre oxigenada a órganos, tejidos y partes del cuerpo. Las arteriolas se ramifican a partir de arterias, que son vasos sanguíneos más grandes, y controlan el flujo sanguíneo a órganos y tejidos específicos. La formación de redes capilares comienza con las arteriolas. En los capilares se intercambia oxígeno y nutrientes entre la sangre y las células del cuerpo. La sangre transporta nutrientes y oxígeno a las células, mientras saca productos de desecho y dióxido de carbono fuera del cuerpo.

Las vénulas permiten que la

sangre oxigenada salga de los capilares.

Vasos sanguíneos Las venas más grandes, incluidas las venas cava superior e inferior , se forman cuando las vénulas se fusionan. Las venas grandes devuelven sangre con poco oxígeno a la aurícula derecha del corazón. El ventrículo derecho recibe sangre desoxigenada a través de la válvula tricúspide después de haber pasado por la aurícula derecha. El ventrículo derecho es responsable de bombear la sangre que ha perdido parte de su contenido de oxígeno hacia la arteria pulmonar. La sangre con bajo contenido de oxígeno es transportada a los pulmones por la arteria pulmonar. El proceso de respiración aeróbica implica el intercambio de dióxido de carbono por oxígeno. La sangre oxigenada regresa a la aurícula izquierda a través de las venas pulmonares.

La aurícula izquierda se contrae para llevar sangre oxigenada al ventrículo izquierdo.

La sangre enriquecida con oxígeno es impulsada hacia la aorta mediante poderosas contracciones del ventrículo izquierdo y el ciclo continúa. La segunda es que la circulación pulmonar es un sistema independiente que suministra sangre a los pulmones. Eliminar el dióxido de carbono del organismo y sustituirlo por oxígeno es su función principal.

Así funciona el sistema de circulación pulmonar:

La sangre desoxigenada, que tiene un alto contenido de dióxido de carbono, fluye a través de las venas del cuerpo hacia la aurícula derecha. Cuando la aurícula derecha se contrae y la válvula tricúspide se abre, la sangre se bombea desde la aurícula derecha hacia el ventrículo derecho.

Sin oxígeno, la sangre llega a los

pulmones a través de la arteria pulmonar cuando el ventrículo derecho se contrae.

Válvulas en los pulmones: Los sacos de aire (alvéolos) de los pulmones son irrigados por la arteria pulmonar, que se ramifica en arteriolas y capilares. La sangre transporta oxígeno a todas las partes del cuerpo y dióxido de carbono a través de los alvéolos a través de los capilares.

La función de las venas

pulmonares es devolver la sangre oxigenada desde los pulmones al corazón. La sangre oxigenada ingresa al corazón a través de la aurícula izquierda. Después de que la aurícula izquierda bombea sangre oxigenada hacia la aorta, el ventrículo izquierdo se hace cargo del resto de la circulación sanguínea. Finalmente, la circulación sistémica transporta oxígeno y nutrientes a los tejidos del cuerpo, mientras que la circulación pulmonar elimina el dióxido de carbono de la sangre. El metabolismo del cuerpo se ve favorecido y todo funciona bien gracias a que estos dos sistemas circulatorios trabajan juntos.

Enfermedades cardíacas:

Entre las enfermedades de los vasos sanguíneos y del corazón se encuentran las enfermedades cardíacas, la hipertensión arterial y la aterosclerosis.

Generalmente, los trastornos del corazón y de los vasos sanguíneos se denominan **enfermedades cardiovasculares (ECV).** Son una de las principales causas de enfermedad y mortalidad en todo el mundo. Esta sección cubre las afecciones cardíacas más comunes. Para empezar, la enfermedad cardíaca, a menudo conocida como **enfermedad de las arterias coronarias** : La enfermedad cardíaca, a veces llamada enfermedad de las arterias coronarias (EAC) o cardiopatía isquémica, ocurre cuando las arterias coronarias, que suministran sangre y oxígeno al músculo cardíaco, colapsan o colapsan. La principal causa de enfermedad cardíaca es la aterosclerosis, que es la acumulación de depósitos de grasa llamados placas en las arterias. Los factores que aumentan la probabilidad de eventos adversos incluyen el tabaquismo, la hipertensión, la dislipidemia, la diabetes y el exceso de grasa corporal. En casos graves, los síntomas pueden incluir malestar en el pecho (angina), dificultad para respirar, fatiga intensa e incluso ataques cardíacos (infartos de miocardio). Como parte del tratamiento, a los pacientes se les pueden recetar medicamentos como betabloqueantes y estatinas, y pueden someterse a tratamientos como angioplastia, implantación de stent o cirugía de injerto de derivación de arteria coronaria (CABG) para abrir las arterias bloqueadas.

Hipertensión o presión arterial alta:

Se dice que la presión arterial en las arterias es hipertensiva cuando se mantiene consistentemente más alta que los niveles saludables, lo que ejerce presión sobre esas arterias y potencialmente sobre otros órganos.

La gran mayoría de los casos de hipertensión, ya sea primaria o esencial, se deben a causas inciertas. Por otro lado, la herencia, la obesidad, la sobrecarga de sal y la actividad física insuficiente son factores de riesgo.

Señales de advertencia Un

término para referirse a la hipertensión o presión arterial alta es "asesino silencioso", ya que pocas personas se dan cuenta de que la padecen. Descuidar el tratamiento de esta dolencia aumenta el riesgo de desarrollar problemas de salud importantes, como enfermedades cardíacas, accidentes cerebrovasculares e insuficiencia renal. Para controlar eficazmente la hipertensión, una persona debe realizar cambios en su estilo de vida, como mejorar su dieta y aumentar sus niveles de actividad física. Los medicamentos para la hipertensión a menudo incluyen diuréticos, betabloqueantes, inhibidores de la enzima convertidora de angiotensina y bloqueadores de los canales de calcio, entre muchos más.

Esclerosis de las arterias:

Las placas grasas, llamadas placas ateroscleróticas, se acumulan dentro de las paredes de las arterias y causan aterosclerosis. Este componente tiene un papel importante en el desarrollo de enfermedades cardiovasculares, accidentes cerebrovasculares y enfermedades arteriales periféricas.

La progresión de la aterosclerosis está influenciada por factores inflamatorios, el tabaquismo, la presión arterial alta y el colesterol. Los síntomas pueden manifestarse de manera diferente si ciertas arterias están bloqueadas. Podría provocar angina o infarto si se acumula en las arterias coronarias. Una de las principales causas de los accidentes cerebrovasculares es la enfermedad de la arteria carótida. Cuando las arterias periféricas están comprometidas, puede provocar claudicación, que se define como dolor en las piernas que se experimenta al hacer ejercicio. El tratamiento de la aterosclerosis requiere un cambio en el estilo de vida, incluida la dieta, la actividad física y dejar de fumar. La medicación es una opción para reducir la presión arterial y los niveles de colesterol. Para desviar o abrir arterias bloqueadas, puede ser necesaria una angioplastia o cirugía.

Muchas enfermedades cardiovasculares comunes se pueden prevenir o al menos mejorar sintomáticamente modificando el estilo de vida y utilizando intervenciones médicas adecuadas.

Mantener un estilo de vida saludable, minimizar los factores de riesgo y realizarse exámenes médicos periódicos puede reducir la aparición y la gravedad de muchas afecciones.

Presión arterial:

Explique qué es la presión arterial, cómo se mide y por qué es crucial para su salud.

La fuerza medida de la sangre contra las paredes arteriales es lo que utiliza el corazón para bombear sangre por todo el cuerpo. Se expresa en milímetros de mercurio (mm Hg) como una relación entre la presión sistólica elevada y la presión diastólica disminuida.

El mayor de los dos números es la presión sistólica, que es la fuerza que se ejerce sobre las arterias cuando el corazón se contrae y bombea sangre al cuerpo.

A medida que el corazón se contrae y se relaja entre cada latido, la presión en las arterias se mide en presión arterial diastólica, que es el factor más bajo.

El esfigmomanómetro, o manguito de presión arterial,

mide el flujo sanguíneo a través de las arterias. Para tomar la medida estándar sigue estos pasos:

Coloca una pulsera en un brazo. El flujo sanguíneo del paciente a la arteria humeral se detiene temporalmente inflando el manguito a una presión superior a la presión sistólica anticipada. La presión del manguito se reduce gradualmente mientras se escucha el pulso arterial con un estetoscopio. Cuando se detecta el primer flujo sanguíneo audible a través de una arteria, se calcula la presión sistólica. Cuando el manguito deja de hacer ruido, se toma la presión diastólica.

La forma estándar de registrar una lectura de presión arterial es "X sobre Y mm Hg", donde X es la presión sistólica e Y es la presión diastólica. Se utilizan milímetros de mercurio (mm Hg) para medir la presión sistólica y diastólica del corazón.

Además de su importante

impacto en la salud cardiovascular, la presión arterial tiene consecuencias de gran alcance para el bienestar general.

Cuando el corazón está bajo presión constante debido a la presión arterial alta, pueden ocurrir complicaciones como enfermedad de las arterias coronarias, ataques cardíacos e insuficiencia cardíaca.

La probabilidad de sufrir un ictus aumenta considerablemente en personas hipertensas. La presión arterial alta puede dañar los vasos sanguíneos del cerebro o provocar la formación de coágulos de sangre y cortar el suministro de sangre.

La capacidad de los riñones para excretar los desechos de la sangre disminuye cuando la presión arterial alta daña las arterias que suministran sangre a los riñones.

La presión arterial alta, que puede dañar los vasos sanguíneos de todo el cuerpo, aumenta el riesgo de aterosclerosis, que es la constricción y endurecimiento de las arterias.

El daño a los vasos sanguíneos del ojo causado por la presión arterial alta puede provocar ceguera o problemas de visión.

La presión arterial alta, desde una perspectiva de salud pública, es a menudo una condición "silenciosa", lo que significa que no muestra ningún síntoma hasta que se ha producido un daño significativo. El seguimiento regular es esencial para la identificación temprana y el tratamiento eficaz.

Puede mantener un rango saludable de presión arterial realizando cambios en el estilo de vida, como llevar una buena dieta, hacer ejercicio con frecuencia, controlar el estrés y no fumar ni beber en exceso. Un régimen de medicación recomendado por un médico puede ayudar a los pacientes hipertensos a controlar su afección y reducir el riesgo de complicaciones. Llevar un registro diario de la presión arterial es una forma sencilla de mantenerse saludable y prevenir problemas cardiovasculares.

De la sangre :

Obtenga más información sobre la formación de coágulos sanguíneos; Es importante para la cicatrización de heridas y para prevenir el sangrado excesivo.

Un proceso fisiológico esencial que detiene el sangrado en caso de lesión de una arteria sanguínea es la hemostasia o coagulación de la sangre. Muchos componentes diferentes deben funcionar en armonía. A continuación se ofrece una breve explicación de la formación de coágulos sanguíneos y su papel fundamental para detener el sangrado y facilitar la curación : Lo primero que sucede cuando se daña una arteria sanguínea es la vasoconstricción. El daño a un vaso sanguíneo hace que sus paredes se contraigan, lo que limita el flujo sanguíneo y detiene el sangrado. La primera reacción es el estrechamiento de los vasos sanguíneos.

- Hemostasia:

Debido a que el vaso sanguíneo se lesiona, las fibras de colágeno quedan expuestas, lo que conduce a la adhesión de las plaquetas. Las plaquetas, que son células sanguíneas más pequeñas que se adhieren a las fibras de colágeno, pululan alrededor del sitio de la lesión.

Cuando se activa después de la unión, la forma de las plaquetas adheridas cambia. Estimulan otras plaquetas en el área mediante la liberación de señales químicas.

Las plaquetas sanguíneas se

agrupan para crear un bloqueo temporal cuando se lesiona un vaso sanguíneo.

- una hemorragia posterior:

La cascada de coagulación, o hemostasia secundaria, es una reacción en cadena en la que participan enzimas que produce un coágulo sanguíneo estable. Las proteínas sanguíneas llamadas factores de coagulación son cruciales para este proceso. La interacción entre estas partes sigue una jerarquía clara.

Finalmente, la cascada de coagulación transforma el fibrinógeno soluble en hebras de fibrina insoluble. Cuando las hebras de fibrina se unen y fortalecen el tapón de plaquetas, se forma un coágulo de sangre estable.

El cuarto paso es la retracción del coágulo, que ocurre después de que se ha formado el coágulo. A medida que se flexionan, las hebras de fibrina vuelven a juntar los bordes del vaso roto, reduciendo el tamaño del coágulo.

- Reparación y resolución de coágulos:

La fibrinólisis es un proceso que puede ocurrir después de que una herida ha sanado por completo. La plasmina, una enzima que descompone las hebras de fibrina, disuelve lentamente el coágulo de fibrina. Tratamiento reparador que restablece la función normal del vaso sanguíneo lesionado mediante la reparación de su endotelio o revestimiento interno. Tener forma de coágulo es absolutamente crucial:

- El crecimiento de un coágulo de sangre es crucial por numerosas razones:

Detener el sangrado excesivo después de una lesión arterial es la función principal de la coagulación sanguínea. Se forma un coágulo de sangre estable en respuesta al daño para detener una hemorragia adicional, quizás fatal.

Al proporcionar un marco de tiempo, los coágulos de sangre facilitan el proceso de curación de las heridas. Aceleran el proceso de curación de tejidos y vasos sanguíneos dañados. La coagulación de la sangre ayuda a mantener un sistema circulatorio saludable al evitar que la sangre se escape de los vasos.

Al atrapar microorganismos como virus y bacterias en el lugar de una lesión, los coágulos de sangre ayudan a prevenir infecciones.

La coagulación aberrante, a diferencia de la coagulación normal, puede provocar hemorragias peligrosas, embolias y accidentes cerebrovasculares. Es fundamental que los expertos médicos evalúen y traten cualquier problema de coagulación debido a la importancia del equilibrio de la coagulación para la salud general.

Ritmo cardiaco:

Investigue los factores que afectan el ritmo cardíaco de una persona y familiarícese con los muchos ritmos cardíacos típicos y anormales.

- Medir la presión arterial:

Los pulsos por minuto (bpm) son la unidad de medida estándar para la frecuencia cardíaca. Las siguientes son algunas posibles causas de latidos cardíacos rápidos o irregulares:

- Factores convencionales que influyen en la frecuencia cardíaca:

A medida que envejecemos, nuestro ritmo cardíaco disminuye naturalmente. La frecuencia cardíaca de los adultos es menor que la de los recién nacidos y los niños pequeños.

La frecuencia cardíaca en reposo es mayor en mujeres que en hombres. La frecuencia cardíaca aumenta durante el ejercicio porque el cuerpo necesita más oxígeno y nutrientes, que se obtienen mediante la respiración. Una frecuencia cardíaca elevada se ha asociado con la respuesta de "lucha o huida" y otras emociones fuertes como el estrés y la ansiedad. Tanto las temperaturas muy calientes como las muy frías tienen el potencial de influir en la frecuencia cardíaca. Lo contrario ocurre cuando se expone al frío; de hecho, puede reducir su frecuencia cardíaca.

Cuando estamos bajo estrés o nos sentimos físicamente amenazados, nuestro cuerpo libera hormonas como la adrenalina, que puede hacer que nuestro ritmo cardíaco aumente.

Medicamentos Los medicamentos que disminuyen el ritmo cardíaco incluyen descongestionantes y estimulantes.

Cuando la temperatura corporal aumenta, como ocurre con la fiebre, la frecuencia cardíaca también aumenta. Problemas con el ritmo cardíaco:

Se dice que los adultos experimentan bradicardia cuando su frecuencia cardíaca cae por debajo de 60 latidos por minuto (lpm). Los motivos podrían estar relacionados con la edad, la medicación, el bloqueo cardíaco o cualquier otra condición médica.

En los seres humanos, la taquicardia se define como una frecuencia cardíaca significativamente superior a 100 latidos por minuto. Podría deberse a ansiedad, fiebre, anemia o latidos cardíacos irregulares.

Las arritmias son latidos cardíacos irregulares. A continuación se muestran algunos ejemplos:

La fibrilación auricular (AFib) se caracteriza por un latido cardíaco rápido e irregular que comienza en la aurícula.

Cuando los ventrículos del corazón comienzan a latir rápidamente, se conoce como taquicardia ventricular (TV). La arritmia de los ventrículos se llama fibrilación ventricular (VFib), que puede ser mortal. Un trastorno caracterizado por latidos cardíacos rápidos seguidos de otros más lentos. Cuando se interrumpen las señales eléctricas entre los ventrículos y la aurícula, el resultado es bradicardia o latidos cardíacos irregulares, que son síntomas de bloqueo cardíaco.

La aurícula (un PAC) o los ventrículos (un PVC) pueden sufrir contracciones prematuras, lo que puede provocar latidos cardíacos irregulares. El síndrome de QT largo es una afección hereditaria que aumenta el riesgo de arritmias. Los latidos cardíacos rápidos inesperados, conocidos como taquicardia supraventricular

(TSV), pueden ocurrir sin motivo aparente.

- Pulso Emocional:

La frecuencia cardíaca, la regularidad o patrón de los impulsos eléctricos del corazón, determina el momento de las contracciones del corazón. Hay varios tipos diferentes de ritmos cardíacos:

El "ritmo sinusal normal" (NSR) describe el marcapasos natural del corazón, el nódulo SA, que desencadena cada latido.

Cuando las contracciones auriculares son irregulares y demasiado rápidas para sincronizarse con las del ventrículo, la afección se conoce como fibrilación auricular (AFib).

Los ventrículos son la fuente de la taquicardia ventricular (TV), un latido cardíaco peligrosamente rápido que puede ser fatal.

Un latido cardíaco extremadamente rápido e irregular que se produce en los ventrículos; una emergencia médica llamada fibrilación ventricular (VFib).

El aleteo auricular se caracteriza por latidos cardíacos rápidos y regulares que aparecen como una señal de electrocardiograma (ECG) en forma de diente de sierra.

Los expertos médicos se refieren a un trastorno del ritmo cardíaco conocido como bradicardia cuando la frecuencia cardíaca es significativamente más baja de lo normal.

El ritmo normal del corazón puede verse alterado por contracciones auriculares prematuras (PAC) o contracciones ventriculares prematuras (PVC).

Si la corriente eléctrica no puede pasar libremente desde la aurícula al ventrículo, el corazón latirá a un ritmo más lento.

La salud de su corazón depende de su frecuencia y ritmo regulares. Si nota alguna irregularidad en el ritmo o ritmo cardíaco, debe consultar a un médico. La medicación, los cambios de comportamiento o incluso procedimientos médicos como la cardioversión o la inserción de un marcapasos pueden ser parte de la solución. El seguimiento constante y la intervención médica oportuna a menudo pueden controlar las arritmias.

Estilo de vida y salud cardiovascular:

Discusión de los hábitos alimentarios, niveles de actividad física y niveles de estrés del usuario en relación con la salud cardiovascular.

Su corazón se beneficiará enormemente de su decisión de llevar un estilo de vida saludable. Mantener un estilo de vida saludable para el corazón es la mejor defensa contra las enfermedades cardiovasculares, los accidentes cerebrovasculares y otras afecciones relacionadas. Así es como su dieta, rutina de ejercicios y habilidades para manejar el estrés influyen en la salud de su corazón.

- Comer bien:

La forma más sencilla de empezar a comer de forma saludable es comer con frecuencia una variedad de alimentos de cada categoría de alimentos. Aumente su consumo de cereales saludables, proteínas magras (como pollo, pescado y lentejas), productos lácteos bajos en grasa y productos frescos.

Eliminar las grasas saturadas y trans de tu dieta te ayudará a mantener un peso saludable y reducir tus niveles de colesterol LDL (malo). Algunos artículos comunes que incluyen estos lípidos son los alimentos fritos, los snacks procesados y las carnes grasas.

- Reduzca su consumo de sodio:

Comer mucha sal aumenta la presión arterial. En lugar de sal, intente usar hierbas y especias para condimentar su comida.

Para ayudar a reducir el colesterol, incluye en tu dieta grasas beneficiosas, como aceite de oliva, aguacates, almendras y pescados grasos como la trucha y el salmón.

El consumo de alcohol debe hacerse con moderación. Normalmente, esto funciona para que los hombres no tomen más de dos tragos al día y las mujeres no más de uno. Ser consciente del tamaño de las porciones puede ayudar a prevenir comer en exceso, lo que a su vez reduce el riesgo de obesidad y enfermedades cardiovasculares.

- Ejercicio:

Caminar a paso ligero, correr, nadar y andar en bicicleta son formas de ejercicio aeróbico que pueden ayudar a controlar el peso, mejorar la aptitud cardiovascular y reducir la presión arterial. Levantar pesas o hacer ejercicios con el peso corporal son ejemplos de ejercicios de entrenamiento de fuerza que pueden ayudarlo a desarrollar músculos, acelerar su metabolismo y mejorar la salud de su corazón.

Además de 75 minutos de ejercicio aeróbico de intensidad vigorosa o 150 minutos de actividad aeróbica de intensidad moderada por semana, asegúrese de incorporar actividades de fortalecimiento muscular a su rutina al menos dos veces por semana. Todo el mundo necesita incorporar ejercicio a su agenda diaria: Dos estrategias simples para incorporar más movimiento a tu día son usar las escaleras en lugar del ascensor y hacer ejercicio durante los descansos.

- Lidiar con la presión:

Las técnicas de atención plena y relajación, como el yoga, la respiración profunda y la meditación, pueden ayudar a reducir el estrés y devolver los niveles de presión arterial al rango normal.

Duerma bien de siete a nueve horas todas las noches de forma regular.

El riesgo de enfermedad cardiovascular es alto en quienes tienen problemas para dormir.

Mantenerse en contacto con sus seres queridos y conocer otros nuevos puede ayudar a aliviar el estrés.

El bienestar físico y emocional de una persona puede beneficiarse de practicar una buena gestión del tiempo y establecer objetivos realistas.

El ejercicio no sólo ayuda al corazón, sino que también reduce el estrés al aumentar el suministro natural de endorfinas para sentirse bien en el cuerpo.

- Dejar de fumar:

Dejar de fumar es una de las cosas más saludables que puedes hacer por tu corazón. Por el bien de su corazón, dejar de fumar es una de las mejores cosas que puede hacer.

- Revisiones periódicas:

Hágase un chequeo una vez al año para controlar los factores de riesgo, incluidos el colesterol, la presión arterial y más. Al identificar y tratar estos factores de riesgo a tiempo, se pueden prevenir los problemas cardíacos.

Las elecciones positivas de estilo de vida, como una dieta

saludable para el corazón, ejercicio regular, control del estrés y no consumir tabaco, pueden ayudar a mantener la salud cardiovascular y reducir el riesgo de enfermedades cardíacas y trastornos relacionados. Hablar con un médico o un dietista registrado puede brindarle asesoramiento y asistencia personalizados para realizar estos cambios en el estilo de vida.

Angiografía:

La angiografía, los electrocardiogramas (ECG) y los ecocardiogramas (ECHO) son solo algunos de los muchos métodos de diagnóstico que pueden evaluar la salud del corazón.

Las herramientas de diagnóstico cardiovascular son vitales para que los médicos evalúen el estado de los sistemas cardiovasculares de sus pacientes. Con estas pruebas se puede identificar y controlar una amplia variedad de problemas cardíacos. Los siguientes son ejemplos de algunas de las pruebas y procedimientos de diagnóstico cardíaco más importantes: ECG o EKG significa electrocardiograma, y los electrocardiogramas (ECG) miden la actividad eléctrica en el corazón para evaluar el ritmo. Para capturar los impulsos eléctricos del corazón, se colocan electrodos en la piel en ciertos puntos durante el procedimiento. La información sobre la actividad eléctrica del corazón se puede deducir de la forma de onda del electrocardiograma (ECG) que se produce.

Este dispositivo es útil para el diagnóstico de arritmias, infartos de miocardio y otras anomalías relacionadas con el corazón eléctrico.

Imágenes del corazón y los vasos sanguíneos mediante ultrasonido

La ecocardiografía es una herramienta de diagnóstico que utiliza ondas sonoras (ultrasonido) para crear imágenes de la anatomía y la función del corazón. Durante el tratamiento, se coloca un transductor en el pecho del paciente para producir ondas sonoras y recoger sus ecos. Esto permite la creación de imágenes de alta resolución del corazón y sus cámaras.

Medir la fracción de eyección, evaluar la función de las válvulas cardíacas y detectar trastornos cardíacos son sólo algunos de sus muchos usos.

- Evaluaciones de estrés:

Las pruebas de esfuerzo pueden ayudar a diagnosticar la enfermedad de las arterias coronarias y determinar cuánta actividad puede tolerar una persona midiendo la respuesta del corazón al esfuerzo. Hay una amplia variedad de pruebas de esfuerzo disponibles, incluidas pruebas de esfuerzo (en una bicicleta estática o cinta de correr), pruebas de esfuerzo farmacológicas (usando medicamentos para imitar la actividad) y ecocardiografía de estrés. Las pruebas de esfuerzo se utilizan comúnmente para diagnosticar enfermedades de las arterias coronarias, realizar un seguimiento de la eficacia de los medicamentos y evaluar la salud cardiovascular general.

- Angiografía, también conocida como angiografía:

La angiografía es un procedimiento de diagnóstico que utiliza rayos X y medio de contraste para representar gráficamente las venas y arterias del cuerpo.

El proceso comienza con la inserción de un catéter en una arteria transportadora de sangre (a menudo en la ingle) y continúa con su paso guiado hasta el sitio deseado. La inyección de un medio de contraste permite tomar radiografías.

Aplicación Este enfoque es útil para diagnosticar y evaluar obstrucciones vasculares, aneurismas, enfermedad de las arterias periféricas, enfermedad de las arterias coronarias y otras afecciones similares.

- Métodos de imagen cardíaca (CT y MRI):

Obtener imágenes detalladas del corazón y los vasos sanguíneos es el objetivo final de estas técnicas de imagen de última generación.

La tomografía computarizada utiliza rayos X y computadoras para producir imágenes transversales, mientras que la resonancia magnética usa ondas de radio y campos magnéticos. Para evaluar la anatomía y la función del corazón, los profesionales médicos utilizan técnicas de imagen que incluyen la tomografía computarizada (TC) cardíaca y la resonancia magnética (IRM).

- Holter de audio:

El propósito de un electrocardiograma (ECG) portátil durante una sesión de monitorización Holter es documentar la actividad eléctrica del corazón durante al menos dos días. Un electrocardiograma (ECG) típico no detectaría anomalías en el ritmo cardíaco, pero este dispositivo puede detectarlas.

- Cateterización cardiaca:

Un cateterismo cardíaco puede identificar y tratar una variedad de afecciones cardíacas. Durante el proceso, se inserta un catéter en una vena y se hace avanzar hasta el corazón.

Algunos de los usos incluyen la detección de enfermedad de las arterias coronarias, la medición de la presión arterial intracardíaca y la terapia de obstrucciones mediante angioplastia e implantación de stent.

Para evaluar la salud del sistema cardiovascular, identificar con precisión los problemas cardíacos y desarrollar planes de tratamiento eficientes, estas herramientas de diagnóstico son indispensables. La prueba seleccionada estará dirigida por el contexto clínico y los datos necesarios para un diagnóstico certero.